BAJA EN CARBOHIDRATOS

El recetario definitivo de salsas bajas en carnohidratos

(El mejor libro de cocina bajo en carbohidratos para perder peso)

Zeeb Pina

Publicado Por Daniel Heath

© **Zeeb Pina**

Todos los derechos reservados

Baja En Carbohidratos: El recetario definitivo de salsas bajas en carnohidratos (El mejor libro de cocina bajo en carbohidratos para perder peso)

ISBN 978-1-989853-70-2

Este documento está orientado a proporcionar información exacta y confiable con respecto al tema y asunto que trata. La publicación se vende con la idea de que el editor no esté obligado a prestar contabilidad, permitida oficialmente, u otros servicios cualificados. Si se necesita asesoramiento, legal o profesional, debería solicitar a una persona con experiencia en la profesión.

Desde una Declaración de Principios aceptada y aprobada tanto por un comité de la American Bar Association (el Colegio de Abogados de Estados Unidos) como por un comité de editores y asociaciones.

No se permite la reproducción, duplicado o transmisión de cualquier parte de este documento en cualquier medio electrónico o formato impreso. Se prohíbe de forma estricta la grabación de esta publicación así como tampoco se permite cualquier almacenamiento de este documento sin permiso escrito del editor. Todos los derechos reservados.

Se establece que la información que contiene este documento es veraz y coherente, ya que cualquier responsabilidad, en términos de falta de atención o de otro tipo, por el uso o abuso de cualquier política, proceso o dirección contenida en este documento será responsabilidad exclusiva y absoluta del lector receptor. Bajo ninguna circunstancia se hará responsable o culpable de forma legal al editor por cualquier reparación, daños o pérdida monetaria debido a la información aquí contenida, ya sea de forma directa o indirectamente.

Los respectivos autores son propietarios de todos los derechos de autor que no están en posesión del editor.

La información aquí contenida se ofrece únicamente con fines informativos y, como tal, es universal. La presentación de la información se realiza sin contrato ni ningún tipo de garantía.

Las marcas registradas utilizadas son sin ningún tipo de consentimiento y la publicación de la marca registrada es sin el permiso o respaldo del propietario de esta. Todas las marcas registradas y demás marcas incluidas en este libro son solo para fines de aclaración y son propiedad de los mismos propietarios, no están afiliadas a este documento.

TABLA DE CONTENIDO

Parte 1 1

Introducción 2

Recopilación De Las Recetas Más Populares De Salsas Bajas En Carbohidratos 4

1. Salsa De Dos Bayas 4
2. Mayonesa De Mostaza Dulce 6
3. Salsa Agridulce De Ciruela 7
4. Aliño De Rancho Al Chile 9
5. Salsa De Ajo Y Queso 10
6. Aliño De Semillas De Amapola 11
7. Salsa Para Pizza Casera 12
8. Salsa De Queso Azul Cremoso 13
9. Salsa De Mostaza Al Tabasco 14
10. Salsa De Pollo Con Pavo 15
11. Salsa Cremosa De Rábano Picante Y Mostaza 16
12. Mayonesa De Mostaza Cremosa 17
13. Salsa De Limón 19
14. Mermelada De Fresa Y Chía 21
15. Salsa Tártara Agridulce 22
16. Guacamole De Jamón Y Ajo 23
17. Vinagreta De Bayas 25
18. Salsa Cremosa De Fudge De Chocolate 26
19. Salsa De Caramelo Salado Con Mantequilla 27
20. Mermelada De Chile De Mora Ahumado 29

21. Pesto De Jalapeño Caliente Con Limón 30
22. Salsa Barbacoa Dulce Infusionada En Mango 31
23. Pesto De Albahaca Infusionado Con Ajo 33
24. Ketchup Casero Sin Azúcar 34
25. Salsa De Tomate A La Italiana 36
26. Salsa Picante Mexicana 37
27. Salsa Holandesa Al Queso 39
28. Salsa Barbacoa Picante 40
29. Salsa De Tomates Secados Al Sol Con Crema De Coco. 42
30. Salsa De Tomate Y Carne 44
31. Marinara De Tres Quesos Al Ajo 46
32. Salsa De Chile Con Cacahuete Y Limón 48
33. Salsa Sichuan 50
34. Salsa Barbacoa 52
35. Salsa De Champiñonescremosa 53
36. Salsa Hoisin 55
37. Salsa Cremosa De Parmesano 56
38. Salsa Dulce De Yogur Y Mostaza 57
39. Salsa Para Remojar De Chile Dulce Tailandés 58
40. Salsa De Frambuesas 59
41. Salsa Tzatziki 60
42. Salsa Cremosa Agridulce 61
Conclusión 62
Parte 2 63
El Comienzo De La Pérdida De Peso 64

Capítulo uno 67

Qué comer en El desayuno mientras Se Intenta Bajar De Peso 67

Capítulo Dos 76

Diferentes Tipos de comida para ayudarte A Perder peso 76

Capítulo Tres 84

Una Lista de aperitivos mientras se Intenta perder peso 84

Capítulo Cuatro 89

Diferentes Tipos de comida para cenar mientras Se Está A Dieta 89

Conclusión Del Viaje De Pérdida De Peso 97

Parte 1

Introducción

En primer lugar me gustaría darte las gracias y felicitarte por haber descargado **este libro**. Seguro que añadirás algo de vida y sabor a tus platos con esta maravillosa recopilación de salsas bajas en carbohidratos. Podrás disfrutar de una comida con alguna sabrosa salsa por encima sin sentir ningún tipo de culpa, ¿a que suena genial? ¡Diría que va a ser delicioso! No hay nada peor que cuando intentas comer mejor y más saludable pero te encuentras con que a menudo los platos son tremendamente aburridos para el paladar. Ahora podrás comer sano y disfrutar del gran sabor de una buena salsa baja en carbohidratos para darle a tu comida ese extra de perfección: haz que tu experiencia al comer sea agradable, no sosa y aburrida. Solo porque hayas decidido comer opciones de alimentos mejores y más saludables no significa que necesites privarte de un gran sabor: puedes tener ambas cosas añadiendo cualquiera de las salsas bajas en carbohidratos que encontrarás en la recopilación de este libro.

Puedes convertir una comida que no era nada demasiado especial en una que te haga salivar y experimentar nuevos sabores al añadir estas deliciosas salsas bajas en carbohidratos a tus comidas. No te conformes con algo sencillo y aburrido, ¡sazónalo un poco! La variedad es la especia de la vida, ¿verdad? Hay mucha variedad de salsas para elegir en este libro. Estoy segura de que nunca has probado muchas de estas salsas antes, así que ¿por qué no darle a tus papilas gustativas una nueva y agradable sorpresa y probar algunas nuevas salsas bajas en carbohidratos en tus comidas? ¡Convierte tus comidas ordinarias en extraordinarias simplemente agregando la sabrosa salsa baja en carbohidratos que elijas!

Recopilación de las recetas más populares de salsas bajas en carbohidratos

1. Salsa de dos bayas

10 raciones

Ingredientes:
- un paquete de arándanos rojos sin semillas
- un octavo de una cucharadita de café de pimienta de Jamaica
- un cuarto de cucharadita de café de nuez moscada
- dos tazas de arándanos
- tres cuartos de una cucharadita de café de canela
- un cuarto de cucharadita de café de estracto de estevia
- una taza de agua

Elaboración:
En un cazo a fuego medio, agregar todos los ingredientes y cocina durante 15 minutos, revolviendo ocasionalmente. Triturar las bayas con un pasapurés mientras se cocinan. Dejar cocer hasta

que espese. Dejar enfriar y listo para servir.

Valor nutricional por ración:
Proteínas: 2 g
Grasas: 1 g
Carbohidratos: 6,1 g neto
Calorías: 12,9

2. Mayonesa de mostaza dulce

4 raciones

Ingredientes:
- una cucharada de vinagre de manzana
- media taza de mayonesa
- una cucharadita de mostaza
- cuatro cucharaditas de estevia
- un octavo de una cucharadita de pimentón
- tres cuartos de una cucharadita de ajo, picado

Elaboración:
Añadir todos los ingredientes en un bol y mezclar bien, servir frío.

Valor nutricional por ración:
Proteínas: 0 g
Grasas: 10 g
Carbohidratos: 1 g neto
Calorías: 90

3. Salsa agridulce de ciruela

6 raciones

Ingredientes:
- dos cucharadas soperas de ketchup
- una taza de sucralosa líquida
- media cucharadita de melaza
- media taza de agua
- media taza de vinagre de manzana
- cuatro ciruelas, peladas, deshuesadas y machacadas
- media cucharadita de goma xantana
- una cucharadita de jengibre picado
- una cucharada de sirope de frambuesa
- un cuarto de taza de sirope de piña
- dos cucharadas soperas de salsa de soja

Elaboración:

En un cazo, añadir todos los ingredientes excepto la goma xantana y llevar a ebullición. Tapar y dejar que la mezcla se cocine durante 30 minutos. Remover ocasionalmente. Apagar el fuego y dejar enfriar. Verter la mezcla en la licuadora, agregar la goma y mezclar hasta lograr una mezcla homogénea. Verter en un tazón y servir frío.

Valor nutricional por ración:
Proteínas: 3,5 g
Grasas: 0 g
Carbohidratos: 3 g neto
Calorías: 14

4. Aliño de rancho al chile

2 raciones
Ingredientes:
- una cucharada de cilantro picado
- media cucharadita de chile Chipotle en polvo
- un cuarto de taza de aliño de rancho

Elaboración:
Mezclar todos los ingredientes en una licuadora hasta lograr una mezcla homogénea y servir.

Valor nutricional por ración:
Proteínas: 1 g
Grasas: 8 g
Carbohidratos: 1 g neto
Calorías: 79

5. Salsa de ajo y queso

6 raciones

Ingredientes:

- 227 g de queso crema ablandado
- media taza de queso parmesano rallado
- tres cuartos de taza de nata entera
- una cucharadita de ajo picado
- media cucharadita de nuez moscada
- un cuarto de cucharadita de pimienta negra
- una cucharadita de perejil fresco picado
- una cucharadita de sal marina

Elaboración:

Añadir todos los ingredientes a una sartén a fuego medio. Remover durante diez minutos hasta que la salsa se espese y el queso se derrita. Servir con pasta o un filete de pollo.

Valor nutricional por ración:

Proteínas: 7 g
Grasas: 27 g
Carbohidratos: 2 g neto
Calorías: 279

6. Aliño de semillas de amapola

4 raciones

Ingredientes:
- un cuarto de taza de vinagre blanco
- cinco cucharadas de sucralosa en polvo
- media cucharadita de pimienta negra
- media cucharadita de sal marina
- un cuarto de cucharadita de extracto de naranja
- un tercio de taza de aceite de coco derretido
- media cucharadita de semillas de apio
- una cucharada de semillas de amapola
- media taza de mayonesa

Elaboración:
Agregar todos los ingredientes en un recipiente para mezclar, batir hasta lograr una mezcla homogénea y cremosa y luego servir.

Valor nutricional por ración:
Proteínas: 3,2 g
Grasas: 10 g
Carbohidratos: 1 g neto
Calorías: 94

7. Salsa para pizza casera

6 raciones

Ingredientes:

- 1,8 kg de tomates picados
- una cucharadita de ajo picado
- una cucharadita de hojas de albahaca picadas
- una cucharadita de hojas de orégano picadas
- dos cucharadas soperas de estevia

Elaboración:

Agregar todos los ingredientes en una olla a fuego medio. Cocinar durante diez minutos hasta que los tomates estén suaves y jugosos. Verter los tomates en la licuadora y hacerlos puré. Agregar a la parte superior de una masa de pizza.

Valor nutricional por ración:

Proteínas: 1,2 g
Grasas: 0,6 g
Carbohidratos: 4 g neto
Calorías: 36

8. Salsa de queso azul cremoso

3 raciones

Ingredientes:
- 142 g de queso azul, machacado
- un cuarto de taza de mayonesa
- un tercio de taza de crema agria
- un tercio de taza de suero de leche
- dos cucharadas de zumo de limón
- media cucharadita de pimienta negra molida
- un cuarto de cucharadita de sal marina
- media cucharadita de estevia

Elaboración:
Mezclar todos los ingredientes en un bol hasta que estén bien mezclados y servir.

Valor nutricional por ración:
Proteínas: 2,2 g
Grasas: 6,2 g
Carbohidratos: 0,9 g neto
Calorías: 68

9. Salsa de mostaza al tabasco

Raciones: 3
Ingredientes:
- dos cucharadas de eneldo, fresco
- media taza de crema agria
- una cucharadita de sal marina
- una cucharadita de pimienta negra
- una cucharadita de mostaza
- una cucharada de salsa de tabasco
- media taza de mayonesa

Elaboración:
Agregar todos los ingredientes en una licuadora, mezclar hasta lograr una mezcla homogénea y suave y servir.

Valor nutricional por ración:
Proteínas: 1 g
Grasas: 14 g
Carbohidratos: 1 g neto
Calorías: 130

10. Salsa de pollo con pavo

***Raciones:* 4**

Ingredientes:

- una taza de caldo de pavo, cocido con vegetales
- una taza de nata espesa
- una cucharada de mantequilla, derretida
- una taza de pollo cocido, picado
- un octavo de una cucharadita de goma xantana

Elaboración:

Añadir todos los ingredientes en una olla a fuego medio (excepto la goma xantana) y cocinar durante 40 minutos hasta que el líquido se reduzca a la mitad, luego agregar la goma, revolver bien y servir.

Valor nutricional por ración:

Proteínas: 6,7 g
Grasas: 2,4 g
Carbohidratos: 1,4 g
Calorías: 122

11. Salsa cremosa de rábano picante y mostaza

Raciones: 8
Ingredientes:
- un cuarto de taza de crema agria
- tres cuartos de cucharada de rábano picante precocinado
- una cucharadita de mostaza en polvo
- una cucharada de mayonesa

Elaboración:
Batir todos los ingredientes en un tazón y añadirlos a tu plato de carne favorito.

Valor nutricional por ración:
Proteínas: 3,4 g
Grasas: 3 g
Carbohidratos: 1 g neto
Calorías: 30

12. Mayonesa de mostaza cremosa

Raciones: *1 taza*

Ingredientes:
- *dos cucharaditas de zumo de limón*
- dos yemas de huevo
- media taza de aceite de oliva
- media taza de mantequilla derretida
- una cucharadita de vinagre de vino blanco
- una cucharadita de sal marina

Elaboración:
Añadir el zumo de limón, la sal marina, el vinagre y las yemas de huevo a la batidora. Mezclar hasta lograr una mezcla homogénea. En otro recipiente, agregar la mantequilla derretida con el aceite y mezclar bien. Encender la licuadora a baja velocidad, añadir la mezcla de mantequilla y mezclar por unos segundos. Cuando la mezcla se espese, la mayonesa está lista.

Valor nutricional por ración:
Proteínas: 1,2 g
Grasas: 33,8 g
Carbohidratos: 0,5 g neto

Calorías: 301

13. Salsa de limón

Raciones: 6
Ingredientes:
- dos cucharadas de grasa animal
- una cucharada de mostaza
- dos cucharaditas de ajo picado
- una cucharada de vinagre balsámico
- una cebolla blanca picada
- una cucharada de salvia fresca y picada
- una cucharadita de sal marina
- una cucharadita de pimienta negra
- media taza de agua
- dos tazas de caldo de pollo
- un cuarto de taza de nata para montar
- media taza de boletus porcini, secos
- dos cucharadas de zumo de limón

Elaboración:
En un bol, poner media taza de agua y añadir los hongos. Ponerlo todo a remojo durante 35 minutos. Añadir grasa animal a una sartén a fuego medio, agregar el ajo y las cebollas. Freír hasta que se doren. Agregar ralladura de limón y salvia, el caldo de pollo, el jugo de limón, los hongos y el agua. Cocinar cinco minutos

removiendo mientras. Vertir la mostaza y el vinagre y dejar hervir sin dejar de remover. Reduzca el fuego y añadir la nata y las especias. Mezclar bien y cocinar durante cinco minutos más. Una vez que la mezcla se haya enfriado, agregar a la licuadora, mezclar hasta lograr una mezcla homogénea y servir.

Valor nutricional por ración:
Proteínas: 2,1 g
Grasas: 11,2 g
Carbohidratos: 4,7 g neto
Calorías: 130

14. Mermelada de fresa y chía

***Raciones:** 20 cucharadas soperas*
Ingredientes:
- dos cucharadas de semillas de chía
- un cuarto de taza de estevia
- 250 gramos de fresas, cortadas por la mitad
- un cuarto de taza de agua

Elaboración:
Poner el fogón a fuego lento. Mezclar todos los ingredientes excepto las semillas de chía en la licuadora. En una cacerola agregar los ingredientes mezclados. Cocinar durante 40 minutos removiendo hasta que espese. Añadir las semillas de chía, apagar el fuego y servir.

Valor nutricional por ración:
Proteínas: 0,4 g
Grasas: 0,5 g
Carbohidratos: 0,6 g neto
Calorías: 10

15. Salsa tártara agridulce

Raciones: media taza

Ingredientes:

- una cucharadita de cebolla verde en cubos
- una cucharadita de zumo de limón
- una cucharada de pepinillo escabechado al eneldo cortado en cubos
- media taza de mayonesa
- media cucharadita de eneldo picado

Elaboración:

Añadir todos los ingredientes al tazón, mezclar bien, espolvorear con sal y pimienta y servir.

Valor nutricional por ración:

Proteínas: 0,6 g

Grasas: 14,7 g

Carbohidratos: 0,62 g neto

Calorías: 137

16. Guacamole de jamón y ajo

Raciones: 3
Ingredientes:
- tres lonchas de jamón cortadas en cubos
- dos aguacates deshuesados y cortados por la mitad
- una cucharadita de sal marina
- una cucharadita de pimienta negra
- media cucharadita de zumo de limón
- un tercio de taza de cilantro picado
- una cucharada de ajo asado y picado
- un cuarto de cebolla morada cortada en dados
- un tercio de pimiento rojo cortado en dados
- una cucharada de aceite de oliva

Elaboración:
En una sartén, añadir aceite de oliva a fuego medio, agregar los trozos de jamón y remover. Añadir los vegetales y remover bien. Usando un pasapurés en la sartén, añadir el zumo de limón y las especias, mezclar bien y servir.

Valor nutricional por ración:
Proteínas: 6,7 g
Grasas: 29 g
Carbohidratos: 4,3 g neto
Calorías: 322

17. Vinagreta de bayas

Raciones: 3
Ingredientes:
- media taza de frambuesas
- 30 gotas de estevia líquida
- sal y pimienta al gusto
- media taza de aceite de oliva
- media taza de vinagre de vino

Elaboración:
Añadir los ingredientes a la licuadora, mezclar hasta lograr una mezcla homogénea y servir.

Valor nutricional por ración:
Proteínas: 0,1 g
Grasas: 9,3 g
Carbohidratos: 0,3 g neto
Calorías: 84

18. Salsa cremosa de fudge de chocolate

Raciones: 2

Ingredientes:
- un tercio de taza de polvo de estevia
- una taza de nata para montar
- 70 gramos de chocolate con leche sin azúcar, finamente picado
- media cucharadita de vainilla

Elaboración:
Poner la sartén a fuego medio, añadir la crema junto con el edulcorante y batir. Cocinar a fuego lento y luego apagar el fuego. Añadir el chocolate y la vainilla y seguir removiendo hasta lograr una mezcla homogénea y bien mezclada, luego servir rociando la salsa sobre pretzels.

Valor nutricional por ración:
Proteínas: 1,75 g
Grasas: 15 g
Carbohidratos: 1,25 g neto
Calorías: 154

19. Salsa de caramelo salado con mantequilla

Raciones: 3
Ingredientes:
- seis cucharadas de edulcorante a base de eritritol en polvo granulado Swerve
- un cuarto de taza de mantequilla derretida
- dos cucharadas de azúcar de coco en polvo
- un cuarto de cucharadita de goma xantana
- media taza de nata entera
- un cuarto de cucharadita de goma xantana
- dos cucharadas de agua

Elaboración:
Colocar un cazo a fuego medio, agregar la mantequilla, el azúcar de coco y el polvo y cocinar cinco minutos. Retirar el cazo del fuego, añadir la nata y dejar que haga burbujas, añadir la goma de xantana con sal y seguir removiendo. Colocar de nuevo sobre el fuego y dejar hervir durante un minuto. Retirar y dejar enfriar, añadir agua

y remover bien.

Valor nutricional por ración:
Proteínas: 3,7 g
Grasas: 10,57 g
Carbohidratos: 3,42 g neto
Calorías: 113

20. Mermelada de chile de mora ahumado

Raciones: 10 cucharadas soperas

Ingredientes:
- una taza y media de chiles chipotles
- 250 g de moras
- un cuarto de taza de eritrol
- un cuarto de cucharadita de café de nuez moscada
- un cuarto de taza de aceite de coco
- 8 gotas de estevia líquida

Elaboración:

Colocar la cacerola a fuego lento en la estufa, añadir las moras y remover cinco minutos hasta que estén tiernas. Añadir los otros ingredientes y cocinar a fuego lento durante 20 minutos, dejando que espese. Vertir la mermelada en el recipiente y dejar enfriar antes de servir.

Valor nutricional por ración:

Proteínas: 0,3 g
Grasas: 5,7 g
Carbohidratos: 1,1 g neto
Calorías: 51

21. Pesto de jalapeño caliente con limón

Raciones: **8**

Ingredientes:
- medio pimiento jalapeño, sin semillas y picado
- un manojo de cilantro finamente picado
- una cucharada de jugo de lima
- media taza de aceite de oliva
- dos cucharaditas de ajo picado
- media taza de nueces picadas

Elaboración:
Añadir todos los ingredientes en la licuadora y mezclar hasta lograr una mezcla homogénea. Verter en el frasco, espolvorear con sal y pimienta y servir.

Valor nutricional por ración:
Proteínas: 1 g
Grasas: 9 g
Carbohidratos: 0,5 g neto
Calorías: 84

22. Salsa barbacoa dulce infusionada en mango

Raciones: 3
Ingredientes:
- dos tazas de puré de tomate natural
- media taza de vinagre blanco
- un cuarto de taza de ketchup, sin azúcar
- una cucharadita de pimentón en polvo
- una cucharadita de pimienta de cayena
- una cucharada de cilantro, molido
- media cucharadita de sal marina
- dos cucharadas de cebolla picada
- una cucharada de salsa picante
- dos cucharadas de zumo de limón
- una cucharadita de salsa de pescado
- una cucharada de vinagre de manzana
- una cucharada de humo líquido
- un cuarto de taza de estevia
- un cuarto de taza de mostaza
- una cucharada de sirope de mango sin azúcar
- una cucharadita de jengibre fresco molido
- media cucharadita de clavo molido

- media cucharadita de cardamomo en polvo
- media cucharadita de canela en polvo
- media cucharadita de pimienta de Jamaica en polvo
- una cucharadita de sal marina
- una cucharada de ajo en polvo

Elaboración:
Colocar la cacerola a fuego medio, añadir todos los ingredientes y remover bien, cocinarr 30 minutos y servir.

Valor nutricional por ración:
Proteínas: 7,3 g
Grasas: 4,6 g
Carbohidratos: 6,6 g neto
Calorías: 177

23. Pesto de albahaca infusionado con ajo

Raciones: 2
Ingredientes:
- media taza de aceite de oliva
- dos tazas de hojas de albahaca, frescas
- media taza de queso parmesano rallado
- un cuarto de taza de piñones picados
- cinco dientes de ajo picados
- media cucharadita de pimienta negra
- una cucharadita de sal marina
- dos cucharadas de ralladura de limón

Elaboración:
Licuar todos los ingredientes en la licuadora hasta lograr una mezcla homogénea. Se puede servir inmediatamente o guardar esta mezcla en un recipiente en la nevera hasta una semana.

Valor nutricional por ración:
Proteínas: 1 g
Grasas: 9 g
Carbohidratos: 0,5 g neto
Calorías: 84

24. Ketchup casero sin azúcar

Raciones: 4

Ingredientes:
- media taza de vinagre blanco
- una lata de puré de tomate (800 g)
- una cucharada de cebolla, picada y sin humedad
- un cuarto de cucharadita de pimentón en polvo
- media cucharadita de clavo entero
- media cucharadita de sal marina
- un palito de canela, machacado
- una cucharada de estevia

Elaboración:
En un cazo a fuego medio, agregar el puré de tomate, el pimentón y la estevia y remover de vez en cuando. Dejar cocer hasta que la mezcla se reduzca a la mitad. Tomar otro cazo y añadir el resto de los ingredientes a fuego medio y dejar que llegue al punto de ebullición. Colar y retirar las cebollas y los clavos de olor de la mezcla. Vertir la mezcla en una cacerola. Poner todo a fuego lento durante 25 minutos. Vertir en la botella de la salsa.

Valor nutricional por ración:
Proteínas: 0 g
Grasas: 0 g
Carbohidratos: 1,7 g neto
Calorías: 10

25. Salsa de tomate a la italiana

Raciones: 4
Ingredientes:
- un cuarto de cucharadita de copos de chile rojo
- una lata de tomates pelados (800 g)
- una cucharadita de cebolla en polvo
- una cucharadita de ajo en polvo
- una cucharadita de hojas de albahaca secas
- media cucharadita de pimienta negra
- un cuarto de taza de aceite de oliva
- dos cucharadas de vinagre de vino tinto
- una cucharadita de sal marina
- una cucharadita de perejil

Elaboración:
Agregue todos los ingredientes en una licuadora, mezclar hasta obtener un puré homogéneo y servir.

Valor nutricional por ración:
Proteínas: 1 g
Grasas: 7 g
Carbohidratos: 3 g neto
Calorías: 84

26. Salsa picante mexicana

***Raciones:* 4**
Ingredientes:
- seis tazas de tomates picados
- un cuarto de taza de cilantro fresco y picado
- una cucharadita de sal marina
- una cucharada de cebolla seca en copos
- una taza de chiles enteros
- una cucharadita de pimienta negra

Elaboración:
Poner el horno en modo grill durante diez minutos. Forrar un molde para hornear con papel de horno o untar con aceite de oliva, y colocar dentro los tomates con los pimientos. Hornear al grill durante diez minutos.

Dejar enfriar y luego agregar a la licuadora con el resto de los ingredientes, mezclar hasta lograr una mezcla homogénea y servir.

Valor nutricional por ración:
Proteínas: 1 g
Grasas: 0,5 g

Carbohidratos: 2,5 g neto
Calorías: 20

27. Salsa holandesa al queso

Raciones: 2

Ingredientes:
- tres yemas de huevo
- media taza de mantequilla derretida
- media cucharadita de sal marina
- una cucharada de zumo de limón
- 50 g de queso crema ablandado

Elaboración:
Añadir todos los ingredientes a la licuadora hasta lograr una mezcla homogénea y servir.

Valor nutricional por ración:
Proteínas: 2 g
Grasas: 17 g
Carbohidratos: 1 g neto
Calorías: 162

28. Salsa barbacoa picante

Raciones: 4

Ingredientes:

- una lata de puré de tomate (400 g)
- una cucharadita de sal marina
- dos cucharaditas de ajo picado
- dos cucharaditas de grasa
- dos cucharadas de mantequilla
- media cebolla roja, picada
- un cuarto de cucharadita de pimienta negra
- media cucharadita de sal de ajo
- media taza de vinagre de manzana
- dos cucharadas soperas de estevia
- media cucharadita de condimento para salsa gravy
- una cucharadita de salsa de tabasco
- dos cucharaditas de humo líquido

Elaboración:

Poner una sartén a fuego medio y añadir la mantequilla, las cebollas, el ajo y la grasa. Cocinar unos minutos hasta que las cebollas estén doradas. Añadir el resto de los ingredientes y remover bien. Cocinar a fuego lento durante 30 minutos, retirar del fuego y enfriar, añadir a la licuadora, hacer puré y servir.

Valor nutricional por ración:
Proteínas: 2 g
Grasas: 2 g
Carbohidratos: 2 g neto
Calorías: 28

29. Salsa de tomates secados al sol con crema de coco

Raciones: 10
Ingredientes:

- una cucharadita de ajo picado
- una cucharada de mantequilla ablandada
- una cucharadita de cebolla en polvo
- tres cuartos de una cucharadita de pimienta negra
- tres cuartos de una cucharadita de sal marina
- ocho hojas de albahaca fresca y picada
- media taza de tomates secados al sol, picados en trozos grandes
- una lata de 400 g de leche de coco entera

Elaboración:
En una sartén, saltear a fuego medio bajo el ajo en la mantequilla durante unos minutos. Añadir la leche de coco, la albahaca, la cebolla en polvo, la pimienta, la sal marina y los tomates secados al sol. Reducir el fuego a fuego lento durante diez minutos y mezclar bien.

Valor nutricional por ración:
Proteínas: menos de 1 g
Grasas: 7 g
Carbohidratos: 2,5 g neto
Calorías: 78

30. Salsa de tomate y carne

Raciones: 25
Ingredientes:
- Medio kilo de carne picada magra
- una lata de 800 g de tomates pelados enteros
- 150 gramos de hongos crimini en lonchas
- 150 gramos de puré de tomate
- una cucharadita de sal de ajo
- dos cucharadas de ajo picado
- una cucharadita de albahaca seca
- una cucharadita de perejil seco
- media cucharadita de sal marina
- un cuarto de cucharadita de copos de chile rojo
- una cucharadita de cebolla en polvo
- media cucharadita de laurel seco

Elaboración:
Dorar la carne en una sartén antiadherente a fuego medio, añadir la cebolla, el ajo y sal de ajo. Retirar el exceso de grasa. Añadir los tomates y triturarlos con la carne. Mezclar con la pasta de tomate, los hongos, la hoja de

laurel, el orégano, la albahaca, el ajo en polvo, la sal marina y las hojuelas de pimiento rojo. Poner todo a fuego lento durante 30 minutos.

Valor nutricional por ración:

Proteínas: 6 g
Grasas: 1,5 g
Carbohidratos: 3 g neto
Calorías: 48

31. Marinara de tres quesos al ajo

Raciones: 16

Ingredientes:
- una lata de 800 g de tomate triturado
- dos cucharadas de ajo picado
- una cucharadita de hojas de orégano seco
- media cucharadita de ajo en polvo
- una cucharadita de perejil seco
- una cucharadita y media de albahaca seca
- 150 gramos de puré de tomate
- media cucharadita de sal marina
- un cuarto de queso romano rallado
- un cuarto de queso mozzarella rallado
- un cuarto de queso parmesano rallado
- un cuarto de cucharadita de copos de pimiento rojo triturados

Elaboración:

En una sartén grande a fuego lento, añadir los tomates triturados, la pasta de tomate y todos los demás ingredientes, excepto los tres quesos. Cocinar a fuego lento durante 15 minutos, removiendo frecuentemente. Añadir los quesos y remover hasta que estén bien mezclados.

Valor nutricional por ración:
Proteínas: 2,5 g
Grasas: 1,25 g
Carbohidratos: 4 g neto
Calorías: 37

32. Salsa de chile con cacahuete y limón
Raciones: 3
Ingredientes:
- una cucharada de manteca de cacahuete sin sal
- zumo de lima de un cuarto de lima
- media cucharada de miel orgánica
- un cuarto de taza de agua
- media cucharadita de aceite de chile
- un cuarto de cucharadita de aceite de sésamo
- un diente de ajo rallado
- una cucharadita de jengibre rallado
- dos cucharadas de salsa de soja baja en sodio

Elaboración:
En una sartén a fuego medio, agregar el zumo de limón, la salsa de soja, el aceite de sésamo, el aceite de chile, el jengibre y el ajo. Calentar unos minutos y luego agregar la mantequilla de cacahuete y remover hasta que hierva. Añadir el agua y lograr una mezcla homogénea. Añadir sal y miel. Cocinar a fuego lento durante dos minutos más y servir como salsa para

mojar.

Valor nutricional por ración:
Proteínas: 1,73 g
Grasas: 3,84 g
Carbohidratos: 5,57 g neto
Calorías: 59

33. Salsa Sichuan

Raciones: **4**

Ingredientes:
- dos cucharadas de vinagre de vino blanco
- una cucharada de puré de tomate
- tres cucharadas de caldo de pollo bajo en sodio
- una cucharadita de salsa de soja baja en sodio
- una cucharadita de estevia
- media cucharadita de aceite de sésamo
- un cuarto de cucharadita de maicena
- un cuarto de cucharadita de hojuelas de pimiento rojo trituradas

Elaboración:
Batir la pasta de tomate, el caldo, el vinagre de vino de arroz, la salsa de soja, el edulcorante, la maicena, el aceite de sésamo y las hojuelas de pimiento rojo trituradas en un tazón. Se puede guardar hasta una semana en el frigorífico.

Valor nutricional por ración:
Proteínas: 0,27 g

Grasas: 0,67 g
Carbohidratos: 1,26 g neto
Calorías: 12

34. Salsa barbacoa

***Raciones:* 4**

Ingredientes:

- dos cucharadas de vinagre de vino blanco
- 225 gramos de puré de tomate
- media cucharadita de ajo en polvo
- una cucharadita de mostaza
- un tercio de una cucharada de salsa Worcestershire
- dos cucharaditas de perejil fresco picado
- sal y pimienta al gusto

Elaboración:

Mezclar todos los ingredientes y vertirlos sobre lo que estés haciendo.

Valor nutricional por ración:

Proteínas: 1,01 g
Grasas: 0,38 g
Carbohidratos: 4,92 g neto
Calorías: 25

35. Salsa de champiñones cremosa

Raciones: 2

Ingredientes:
- 225 g de champiñones finamente picados
- una cucharada de mantequilla ablandada
- media taza de caldo de pollo bajo en sodio
- dos cucharadas de nata espesa
- un cuarto de cucharadita de nuez moscada molida
- sal y pimienta al gusto
- una cucharada de crema agria

Elaboración:
Calentar la mantequilla en una sartén a fuego medio y luego agregar los champiñones y cocinar cinco minutos. Añadir la nata espesa y el caldo de pollo y cocinar por otros dos minutos. Retirar del fuego y añadir la nata agria, sal, pimienta y nuez moscada.

Valor nutricional por ración:
Proteínas: 4,12 g

Grasas: 8,25 g
Carbohidratos: 4,94 g neto
Calorías: 102

36. Salsa Hoisin

Raciones: 12
Ingredientes:
- dos cucharadas de mantequilla de cacahuete
- cuatro cucharadas de salsa de soja baja en sodio
- una cucharada de melaza
- media cucharadita de salsa picante al estilo chino
- pimienta al gusto
- media cucharadita de ajo en polvo
- dos cucharaditas de vinagre de vino blanco
- dos cucharadita de aceite de sésamo

Elaboración:
Mezclar todos los ingredientes en un bol.

Valor nutricional por ración:
Proteínas: 0,83 g
Grasas: 2,1 g
Carbohidratos: 2,29 g neto
Calorías: 30

37. Salsa cremosa de parmesano

Raciones: 3

Ingredientes:
- una taza de queso parmesano rallado
- media taza de nata semidescremada sin grasa
- sal y pimienta al gusto

Elaboración:
Agregar la crema al cazo a fuego medio cuando hierva, añadir el parmesano, la pimienta, la sal y remover.

Valor nutricional por ración:
Proteínas: 13,87 g
Grasas: 10,1 g
Carbohidratos: 5 g neto
Calorías: 167

38. Salsa dulce de yogur y mostaza

Raciones: 4
Ingredientes:
- dos cucharaditas de estevia
- una taza de yogur natural
- un cuarto de taza de mostaza marrón

Elaboración:
Mezclar bien todos los ingredientes en un bol. Marida bien con tiras de pollo.

Valor nutricional por ración:
Proteínas: 4,13 g
Grasas: 0,6 g
Carbohidratos: 6,82 g neto
Calorías: 48

39. Salsa para remojar de chile dulce tailandés

Raciones: 25
Ingredientes:
- dos chiles
- cuatro cucharadas de jugo de limón
- una taza de agua hirviendo
- dos cucharaditas de estevia
- tres cucharaditas de salsa de pescado
- tres dientes de ajo picados
- medio pimiento rojo grande picado

Elaboración:
Mezclar el agua hirviendo con la estevia y reservar. Mezclar el resto de los ingredientes en una licuadora y batir bien, luego añadir la mezcla de agua. Se puede espesar la salsa añadiendo goma xantana.

Valor nutricional por ración:
Proteínas: 0,13 g
Grasas: 0,03 g
Carbohidratos: 0,99 g neto
Calorías: 4

40. Salsa de frambuesas

Raciones: 8
Ingredientes:
- 350 g de frambuesas congeladas
- un poco de sal
- una taza de sucralosa
- una taza de agua

Elaboración:
Mezclar sucralosa, sal y agua en un cazo y llevar a ebullición. Añadir las frambuesas, volver a hervir y bajar el fuego para que hierva a fuego lento durante diez minutos.

Valor nutricional por ración:
Proteínas: 0,51 g
Grasas: 0,28 g
Carbohidratos: 7,78 g neto
Calorías: 32

41. Salsa Tzatziki

Raciones: *6*

Ingredientes:

- media taza de pepino, pelado y rallado
- una cucharadita de cáscara de limón
- media taza de yogur griego natural
- un cuarto de cucharadita de sal marina

Elaboración:

Mezclar todos los ingredientes en un bol y refrigerar hasta que esté listo para usar.

Valor nutricional por ración:

Proteínas: 1,9 g
Grasas: 0,02 g
Carbohidratos: 1,02 g neto
Calorías: 11

42. Salsa cremosa agridulce

Raciones: 8

Ingredientes:
- 450 g de crema agria ligera
- dos cucharaditas de estracto de vainilla
- cuatro cucharaditas de estevia

Elaboración:
Mezclar todos los ingredientes en un bol hasta que estén bien mezclados.

Valor nutricional por ración:
Proteínas: 1,99 g
Grasas: 6,01 g
Carbohidratos: 6,26 g neto
Calorías: 88

Conclusión

Espero que disfrutes de todas las maravillosas recetas de salsa baja en carbohidratos de esta recopilación. Añaden un toque especial a tus comidas de forma saludable. Puedes disfrutar de comidas llenas de sabor al mismo tiempo que pierdes los kilos de más que deseas perder.

Me gustaría volver a darte las gracias por descargar mi libro y también pedirte que dejes una pequeña reseña de qué te ha parecido, apreciaré mucho tu apoyo. ¡Disfruta de tu nueva recopilación de salsas bajas en carbohidratos!

Parte 2

El Comienzo de la Pérdida de Peso

Ponerse a dieta es una tarea difícil. Debemos estar preparados y dispuestos a seguir una dieta saludable para perder una cierta cantidad de peso. Antes de seguir cualquier dieta, debes establecer una meta de cuánto peso te gustaría perder cada semana o mes.

Hay muchos tipos diferentes de dietas para ayudarte a perder peso, pero en este libro aprenderás sobre los diferentes tipos de alimentos que puedes comer mientras sigues una dieta baja en carbohidratos para ayudarte a perder peso rápidamente. Todo lo que se menciona en este libro es de mi propia experiencia personal sobre cómo perdí peso después de comer estos diferentes tipos de alimentos.

Cada vez que hago una dieta, me aseguro de leer cada etiqueta en la parte posterior de cada alimento que como yo busco exactamente cuántos carbohidratos y cuántas calorías hay en cada alimento. Trato de mantenerme alejado de comer muchos tipos diferentes de pan y pasta, a menos que sea de trigo integral.

También es importante durante la dieta asegurarse de reservar un día para hacer trampas. Este día podrás derrochar un poco y comer un postre o tu plato favorito de pasta. Si te gusta el bistec, haz un bistec grande a la parrilla con puré de patatas como guarnición. Sólo asegúrate de que tienes suficiente autocontrol para volver a tu dieta después del día de las trampas. Si sientes que no vas a volver a la dieta, entonces no tengas un día de trampas.

No sólo es bueno comer sano para perder peso, es una buena idea comer mejor para tu propia salud personal. Cuando salgas a cenar mientras estás a dieta, pregúntale a tu camarero si puedes comer ciertos platos principales sin mantequilla o sin los carbohidratos adicionales. O bien, busca algo ligero en el menú, como una ensalada con pollo o pescado a la parrilla.

¡Buena suerte con tu dieta baja en carbohidratos! Recuerda que debes tener autocontrol y seguir recordándote para qué estás trabajando tan duro. Deshazte de toda la comida basura de tu casa antes de empezar una dieta, esto hará que sea mucho más fácil seguir con tu dieta cuando te sientas tentado a comer una bolsa de papas fritas o de galletas.

CapítuloUno

QuéComeren elDesayunoMientras se Intenta Bajar de Peso

El desayuno es la comida más importante del día. La razón es, porque debemos tener algo en nuestro cuerpo para quemar calorías al principio del día. Si no tenemos ninguna sustancia en el estómago, entonces no habrá nada que nos dé energía o comida para quemar durante todo el día.

Comer un desayuno saludable te dará el poder de concentrarte mejor por las mañanas y te pondrá de buen humor al principio del día. Se sabe que las personas que desayunan todas las mañanas están en mejor forma que las que no desayunan.

En este capítulo, encontrarás diferentes tipos de alimentos para desayunar mientras sigues una dieta baja en carbohidratos.

Huevos

Los huevos son una gran proteína para empezar el día. Comenzando con un desayuno tradicional, come sólo dos huevos por la mañana. Trata de no excederte en comer más huevos que eso. Se sabe que los huevos mantienen el estómago lleno en lugar de comer cualquier otro tipo de comida para el desayuno. Un delicioso acompañamiento saludable con huevos en lugar de tostadas; espinacas frescas salteadas con un poco de sal y pimienta para comer con los huevos por la mañana.

Otro desayuno estupendo y rápido: Prepara un panecillo de trigo integral, revuelve las claras de huevo, añade espinacas y tomates para obtener un sándwich de desayuno sano y agradable.

Para asegurarte de que tienes suficiente

tiempo para desayunar por las mañanas antes de ir a trabajar, hierve los huevos la noche anterior y colócalos en el refrigerador. A la mañana siguiente, cuando salgas de casa, coge dos huevos hervidos, puedes ponerles un poco de sal o pimienta para que tengan sabor para comer de camino al trabajo. Sé lo difícil que es despertarse más temprano de lo necesario, así que esta es una buena manera de asegurarse de que no estás agarrando un panecillo al salir de casa para un desayuno rápido e insalubre.

Fruta

Todas estas frutas que se enumeran a continuación están llenas de minerales y vitaminas, que nuestros cuerpos necesitan para funcionar correctamente y para estar sanos.

- Manzanas
- Plátanos
- Arándanos
- Fresas
- Frambuesas
- Melocotones
- Uvas
- Piñas
- Naranjas
- Pomelos
- Kiwi
- Melón
- Moras
- Sandía

Por la mañana para un desayuno saludable y ligero, corta plátanos y manzanas, mézclalos en un tazón con arándanos y uvas. No hay mucho de esto, así que puedes comerlo solo o si quieres, comerlo como un acompañamiento con huevos.

Los melocotones son estupendos con un poco de requesón y almendras mezclados para hacer un desayuno ligero y agradable.

Hay muchos tipos diferentes de frutas que son buenas en avena, pero mi favorita es mezclar un poco de leche de almendras con plátanos y arándanos en mi avena por las mañanas.

Hay muchos tipos diferentes de avena, que son excelentes si se mezclan con un poco de miel, leche de almendras, y tu preferencia de fruta o pasas.

Otro gran desayuno con cualquiera de estas frutas, sería hacer un batido de desayuno mezclado con yogur griego natural y miel.

Coge rodajas de manzana y sumérjalas en mantequilla de cacahuete por las mañanas. La fibra de la mantequilla de cacahuete te ayudará a mantenerte saciado hasta la hora del almuerzo.

El yogur griego natural es un buen desayuno cremoso, añade miel como edulcorante y tu elección de diferentes tipos de frutas y nueces para mezclar en el yogur.

El pomelo es una fruta maravillosa para comer cuando se trata de perder peso. Es mejor comer la mitad de un pomelo antes de desayunar por las mañanas. No comas pomelo solo. Esta sería una gran fruta para acompañar a una proteína, como los huevos o el yogur griego.

La mantequilla de almendra es deliciosa y saludable. Una buena manera de comerla por las mañanas es ponerla sobre plátanos o manzanas.

La sandía y el melón troceados son un buen acompañamiento para el desayuno. Estas dos frutas son muy buenas para la salud y son un tentempié dulce y agradable para acompañar un desayuno sano y equilibrado.

Proteína

Hay muchos tipos diferentes de proteínas para agregar a tu desayuno en las mañanas, además de los huevos y el yogur, aquí tienes una lista de otros tipos de ideas saludables para el desayuno con proteínas:

Untar un pedazo de pan tostado con requesón bajo en grasa.

En lugar de poner tocino, salchicha o jamón en una tortilla, agrega trozos de pollo cortados en cubitos.

En lugar de hacer huevos revueltos, haz tofu revuelto. Añade setas, espinacas, tomates, brócoli, cebollas, pimientos o cualquier otra verdura de tu gusto baja en carbohidratos a la mezcla del desayuno de tofu.

Enrolla el tocino de pavo alrededor de los trozos de aguacate y colócalos en el horno durante unos cinco minutos a 350 grados.

Tuesta pan integral, unta mantequilla de manzana o mantequilla de cacahuete sobre la tostada, y añade plátanos en rodajas por encima.

Calienta la quinoa en el microondas como sustituto de la avena, añade la canela, las manzanas cortadas en rodajas o los arándanos, y mézclala con unas cuantas almendras o nueces.

Prepara un batido de proteínas por la mañana con tu proteína en polvo favorita. Esto es muy saciante y es fácil y muy rápido de hacer. Me gusta mezclar dos cucharadas de proteína de vainilla en una taza de leche de soja.

Capítulo Dos

Diferentes TiposdeComidaparaAyudarte a PerderPeso

El desayuno no es la única comida importante del día. Asegurarse de comer un almuerzo saludable bajo en carbohidratos es muy importante para mantener tu alta energía fluyendo durante todo el día.

Es extremadamente importante durante una dieta no saltarse ninguna comida, ya que nuestro cuerpo necesita las sustancias para quemar calorías y ayudarnos a perder peso.

En este capítulo aprenderás sobre diferentes ideas de almuerzos que te ayudarán a perder peso, mientras sigues una dieta baja en carbohidratos.

Ensaladas

Una ensalada compuesta de diferentes tipos de lechuga como: rúcula, lechuga romana, cogollo de lechuda y berros, todas ellas están llenas de nutrición. Intenta no comer sólo lechuga iceberg, porque no tiene mucho valor nutricional. Aquí hay una lista de diferentes tipos de ensaladas para comer en el almuerzo mientras se intenta bajar de peso:

Ensalada César de col y salmón. Mezcla sólo una cucharadita llena de aderezo César sobre la col rizada. En lugar de salmón, también puedes usar pollo a la parrilla, camarones salteados o pescado blanco.

Lechuga romana mezclada con espinacas frescas. Añade verduras a tu gusto como: tomates, pepinos, aceitunas, judías verdes, aguacates y pimientos amarillos o verdes. Para obtener proteínas, agrega pavo o pollo cortado en cubos o camarones. Para hacer un aderezo casero ligero: Exprime un cuarto de limón en un tazón, mézclalo con ajo en polvo, vinagre de vino blanco, un toque de sal y una pizca de pimienta.

Tomates en rodajas con queso mozzarella y albahaca. Rocía con un aliño balsámico muy ligero y aceite de oliva por encima.

Arúgula, cogollos de lechuga y lechuga de berros mezclada con tomates, repollo, queso de cabra, pepinos, cebollas rojas, con una vinagreta ligera y aceite para aderezar. Agrega la proteína que elijas: filete de falda, pollo picado, pescado o camarones.

Más comidas para tomar mientras se intenta bajar de peso:

Burritos de lechuga- Prepara el pollo en la parrilla, agrega el jengibre, la salsa de soja y el ajo. Coge las zanahorias ralladas y los pepinos cortados en dados para añadirlos encima con una guarnición de unas cuantas semillas de ajonjolí. Este burrito tiene un sabor maravilloso, ya sea con una hoja de cogollo de lechuga o una hoja de col.

Burritos de Tortilla- Coge el pavo o el pollo de charcutería y envuélvelo en una tortilla de trigo integral. Agrega lechuga romana, tomates, cebollas y un poco de aceite de oliva y vinagre de vino tinto para darle sabor.

Burrito-Prepara un burrito de frijoles con frijoles negros o refritos, guacamole y salsa. En lugar de usar una tortilla, mezcla todo en un tazón. Añade tomates frescos o lechuga si lo deseas. Como acompañamiento para comer con este burrito en lugar de arroz, toma una taza de fruta fresca.

Ensalada de atún- Mezcla el atún con el apio picado, la cebolla picada, la pimienta, una pizca de sal y una cucharadita de jugo de limón. Corta un tomate y pica la lechuga para añadirla a la ensalada de atún.

Quinoa-Prepara la quinua en el horno. Después de que se cocine se puede comer este frío o caliente, a tu gusto. Para obtener más sabor y nutrición, agrega tomates picados, cebolletas o cebollas picadas, pepino y hierbas frescas: albahaca, cilantro, orégano o tomillo.

Pica una cabeza entera de coliflor, mézclala con un poco de aceite de oliva y añade los condimentos que prefieras. Se cuece la coliflor a fuego lento durante diez minutos. Al mismo tiempo, cocina la quinua en el horno durante unos 15 minutos. Cocina la col rizada por separado en el horno. Después de que se hayan terminado de cocinar, mezcla la coliflor, la quinua y la col rizada para una comida ligera.

Hamburguesa de pavo - Prepara una hamburguesa de pavo en la cocina, en la parrilla o en el horno. En lugar de comerla con un panecillo, toma espinacas frescas, tomates, cebollas y una pizca de ketchup o mostaza para darle sabor.

Sopa- Esta es una comida baja en calorías dependiendo del tipo de sopa casera que prepares. Compra bolsas de verduras congeladas en la tienda de comestibles, así como verduras frescas. Usa caldo de pollo bajo en sodio como base y como agua. Para obtener proteínas, añade pollo o frijoles. Para darle sabor agrega ajo y hierbas frescas. La mejor manera de hacer esto: Poner todos los ingredientes en una olla de barro y cocinar a fuego lento durante seis horas. Añade tus condimentos y hierbas favoritas para darle más sabor.

Queso Cottage - Haz una mezcla de requesón, uvas, aguacates, pepinos y tomates. Añade pimienta molida por encima.

Sándwich saludable - Haz un sándwich sin el pan, cortando pepinos, pavo, un poco de queso y ponlos juntos usando un palillo de dientes para mantenerlos en su lugar.

Salteado - Pollo picado con brócoli, pimientos rojos y verdes, calabaza y cebolla roja. Utiliza aceite de oliva y una salsa teriyaki baja en sodio para cocinar estos ingredientes en la cocina a fuego medio-alto durante diez minutos.

Ensalada de Aguacate - Corta un aguacate por la mitad, saca el hueso del centro y añade ensalada casera de pollo o ensalada de atún al centro del aguacate.

Envoltura de Hummus - Prepara un envoltorio de trigo integral con hummus, queso de cabra, rodajas de pavo y hojas de espinaca fresca.

Envoltura de Quinua - Prepara un envoltorio de quinua con frijoles negros, queso feta y aguacate enrollados en un envoltorio de trigo entero. Añade humus para darle sabor.

Como acompañamiento de cualquiera de estos platos principales, es una buena idea mezclarlos. Por ejemplo, hacer una ensalada y tomar una taza de sopa como acompañamiento o con los envoltorios tener un acompañamiento de frutas o verduras.

Capítulo Tres

Una ListadeAperitivosMientrasse IntentaPerderPeso

Comer diferentes tipos de alimentos saludables a lo largo del día ayuda a nuestro cuerpo a obtener una buena nutrición. Se sabe que si comemos cada tres o cuatro horas, nuestro nivel de azúcar en la sangre se mantendrá constante y nos sentiremos mucho más energizados durante todo el día. Trata de consumir aperitivos que te ayuden a quemar grasa, pero no te excedas. Aléjate de los aperitivos como las patatas fritas o las galletas.

Una gran idea para asegurarte de que tengas aperitivos listos para llevar cuando salgas de casa, ponlos todos en bolsas Tupperware o Ziploc en el refrigerador o en el armario de la cocina. De esta manera puedes cogerlos y ya están empaquetados con la cantidad adecuada de comida.

Aquí hay una lista de diferentes tipos de aperitivos saludables para comer mientras estás a dieta:

La fruta es un gran alimento para picar. Hay muchos tipos diferentes de frutas que pueden ser fáciles de tomar y están todas llenas de vitaminas y minerales, que nuestro cuerpo necesita todos los días.
Pica diferentes tipos de verduras como pepinos, zanahorias, apio, pimientos, aceitunas, brócoli o coliflor y sumergirlas en humus.

Queso fresco con melocotones o melón.
Queso de cabra untado sobre tomates en rodajas.
Manzanas o apio con mantequilla de cacahuete.
Pavo de fiambre enrollado con queso bajo en grasa.

Congela los plátanos y los trozos de

mango. Mézclalos para obtener un aperitivo dulce y granizado.

Haz tus propias palomitas de maíz caseras sin mantequilla, sustituyendo un poco de aceite de oliva. Añade una pequeña cantidad de sal para darle sabor.

Hierve los camarones y luego enfríalos. Haz tu propia salsa de cóctel casera con rábano picante, jugo de limón, pimienta rajada y un poquito de ketchup para mojar.

Prepara una mezcla de pasas, arándanos secos, anacardos, nueces, nueces, pacanas y almendras. Ponlos en bolsas Ziploc, para que estén listos para llevar.

Haz guacamole casero. Corta un tallo de apio y sumerge los trozos de apio en el guacamole.

Puedes comprar edamame congelado en la tienda de comestibles. Caliéntelo en el microondas y añádale un poco de sal.

Las nueces son siempre un buen aperitivo para comer mientras se está a dieta. Se sabe que los pistachos y las almendras engordan menos en comparación con otros frutos secos y son muy saciantes. Trata de no exceder más de 20 nueces en una sola sesión.

Calienta una alcachofa entera en el microondas. Por separado, calienta el aceite de oliva con sal, ajo y pimienta para mojar los corazones de las alcachofas.

Puré de manzana sin azúcar. Si te gusta la canela, espolvorea el puré de manzana con un chorrito.

Haz tu propia salsa de verduras con yogur griego natural bajo en grasa, cebolla en polvo, sal de apio y ajo en polvo. Agrega sal y pimienta a tu gusto.

Verduras para la salsa casera: zanahorias, apio, pimientos rojos o verdes, pepinos, tomates, brócoli o coliflor.

Bocaditos de pizza hechos con berenjena en rodajas, salsa de tomate, con una pequeña cantidad de queso feta y mozzarella encima. Se juntan todos los ingredientes y se cuecen en el horno.

Lonchas de jamón serrano envueltas con manzanas en rodajas y queso bajo en grasa.

Pepinos en rodajas con un poco de queso crema encima. (No utilices más de una cucharada de queso crema).

Pimientos rojos picados con queso de cabra para mojar. (No uses más de una cucharada de queso de cabra).

Cortar rodajas de kiwi y espolvorear con coco rallado por encima.

Y por último, pero no menos importante, uno de mis aperitivos favoritos: Uvas negras congeladas.

Capítulo Cuatro

Diferentes TiposdeComidaparaCenarMientras se está a Dieta

La cena es la última comida del día, así que asegúrate de no comer demasiado cerca de la hora de acostarte, porque nuestro cuerpo necesita tiempo para quemar las calorías. Para asegurarte de que estás comiendo saludablemente, ten un plan de cena fijo para cada noche de la semana. De esta manera, podrás sacar cualquier carne que haya en el congelador para descongelarla en el refrigerador durante el día.

En este capítulo, habrá una lista de diferentes tipos de alimentos para tomar en la cena que te ayudarán a perder peso mientras sigues una dieta baja en carbohidratos.

Pollo

Prepara pechugas de pollo sin piel en la parrilla con aceite de oliva muy ligero y cubiertas con condimentos (mi condimento favorito en el pollo es un condimento griego llamado Cavender's). Para las guarniciones, corta el calabacín en tiras largas, los champiñones en rodajas y los espárragos. Envuelve estas verduras en papel de aluminio y cúbrelas con un poco de aceite de oliva y los condimentos que elijas para darle sabor. Y colócalos directamente en la parrilla.

Hornea el pollo en el horno cubierto con jugo de limón y romero. Para las guarniciones, hierve las patatas rojas peladas y la col rizada asada.
Prepara una ensalada César de pollo con col rizada y lechuga romana, mézclala con una cucharadita de aderezo César ligero y añade pollo a la parrilla o al horno. Agrega un poco de queso parmesano encima.

Hornea el pollo en el horno con jugo de limón, especias y alcaparras. Agrega albahaca o cilantro para darle sabor. Como acompañamiento haz las coles de Bruselas en el horno durante unos diez minutos y los dos últimos minutos restantes pon el horno a asar a fuego alto para que estén un poco crujientes. Unta las coles de Bruselas con un poco de aceite de oliva y añade los condimentos de tu elección para darle sabor antes de ponerlas en el horno.

Saltea el pollo con jengibre y ajo en la sartén. Sofríe por separado las espinacas, los champiñones y las cebollas. Coloca las verduras primero en el plato y cúbrelas con pollo y espolvorea las semillas de ajonjolí en el plato.

Una gran cena saludable, hecha en casa, con sopa de pollo y verduras en una olla de barro. Pon agua en el fondo, agrega un pollo entero, corta zanahorias, apio, y bok choy o col rizada. Agrega una bolsa de verduras congeladas mixtas. Añade el ajo en polvo, el perejil picado, la pimienta y un chorrito de sal. Asegúrate de desmenuzar el pollo y deshacerte de la carcasa cuando esté lista para cocinar. Cocina todos los ingredientes a fuego lento durante seis horas.

Brotes de frijol salteados y pimientos verdes cortados en cubitos con aceite de oliva, hojuelas de pimiento rojo, ajo y un poco de salsa de soja. Por separado, el pollo salteado en cubitos con jengibre y ajo. Cuando el pollo esté completamente cocido, mezcla las verduras y el pollo.

Mariscos

Camarones salteados con espinacas frescas, calabacín cortado, brócoli troceado, zanahorias picadas y coliflor. Cocina todo esto en la cocina con hierbas frescas y condimentos a tu gusto. Cocínalo sólo con aceite de oliva. No uses mantequilla.
Hornea el salmón en el horno con alcaparras, jugo de limón y aceite de oliva. Para acompañar el salmón, el brócoli al vapor o los espárragos.

Cocina las gambas en la estufa con ajo, pimienta, jugo de limón, un chorrito de sal y caldo de pollo. Hierve la pasta integral en el fuego. Corta las aceitunas kalamata, las cebollas, el cilantro y los tomates para agregarlos a la pasta. Mezcla todos los ingredientes, incluida la salsa sobrante, en la que se cocinaron las gambas.
Envuelve el salmón en papel aluminio y añade tomates, cebollas, ajo, alcaparras y

jugo de limón encima del salmón. Envuelve todos los ingredientes y ponlos en el horno y hornea a 350 grados durante veinte minutos.

Asa o cocina el pescado blanco a la parrilla con jugo de limón, alcaparras, cilantro y ajo. Prepara un vegetal verde como guarnición; como col rizada, brócoli, espárragos o espinacas.

Carne de cerdo

Chuletas de cerdo deshuesadas hechas en la cocina con vino blanco o tinto con especias. Cocina las setas por separado en una sartén con aceite de oliva, ajo picado, sal y pimienta. Prepara frijoles verdes frescos al vapor. Vierte las setas sobre las chuletas de cerdo y las judías verdes como guarnición.

Asa las chuletas de cerdo y las rodajas de piña. Para obtener un sabor agradable, marina el cerdo con una salsa de soja baja en sodio, jengibre y ajo. Como guarnición, prepara arroz integral en la sartén con pimientos rojos y verdes picados.

Tacos de cerdo. Prepara el cerdo en la olla de barro con un poco de condimento para barbacoa. Pica cebollas, cilantro, tomates y mangos para aderezar. Para darle sabor, añade guacamole a una cáscara de taco suave de trigo entero con el resto de los ingredientes. Exprime el jugo de limón fresco por encima para darle un sabor extra.

Otras cenassaludables

Para una ensalada de tacos, cocina el pavo molido en la sartén. Pica tomates, cilantro y cebollas. Para la lechuga utiliza lechuga romana. Si quieres añadir queso, usa un queso cheddar rallado sin grasa. Para el aderezo agrega un poco de salsa y guacamole. Como guarnición, prepara arroz integral y frijoles negros.

Asa el bistec con condimento de maíz con pimienta por encima. Mezcla los tomates, cebollas, pepinos, germinados, queso feta, lechuga romana y repollo en un aderezo a base de aceite ligero y vinagre y añade el bistec a la parrilla a la pimienta.

Para otra buena ensalada de la cena: asa bistec de falda, pica aguacates, tomates, pepinos, añade una pizca de queso de cabra, rúcula y lechuga romana. Para el aderezo usa aceite y vinagre o tu propio aderezo casero con jugo de limón, vinagre de vino blanco, ajo en polvo y un toque de sal y pimienta.
Prepara un plato grande de verduras a la parrilla. Como: calabacines, berenjenas, cebollas, tomates, zanahorias, pimientos, hongos portobello y coles de Bruselas. Unta todas las verduras con una capa ligera de aceite de oliva con un poco de sal y pimienta.

Pasta multigrano mezclada con verduras frescas. Cocina la pasta por separado. Y saltea las verduras en una sartén con una cucharada de aceite de oliva. Cuando estén listas, mezcla las verduras y la pasta con un pesto de albahaca o salsa de tomate.

Verduras: espárragos, hongos, espinacas, calabazas y tomates.

Conclusión del Viaje de Pérdida de Peso

Espero que esta sea una buena guía inicial sobre qué comer para ayudarle a perder peso. Mientras se hace dieta, es una buena idea mantenerse al día con los ejercicios matutinos y nocturnos para obtener los mejores resultados durante y después de tu dieta baja en carbohidratos. Trata de no comer muchos carbohidratos o dulces. Asegúrate de que te estás fijando metas todas las semanas y haz lo mejor que puedas para cumplirlas.

Hacer dieta es una tarea extremadamente difícil, pero con la mentalidad correcta y la fuerza de voluntad para hacerlo, se puede hacer. Asegúrate de que estás reservando tiempo para hacer ejercicio. Todas las mañanas trata de levantarte un poco más temprano de lo habitual y haz una ligera caminata antes del trabajo. Antes de acostarse, espera unos treinta minutos después de cenar y haz lo mismo de nuevo. Si eres socio del gimnasio, ve al gimnasio antes y después del trabajo.

Asegúrate de que al ponerte a dieta, si estás casado, también lo haga tu cónyuge. Esto hará que tu viaje de pérdida de peso sea mucho más fácil cuando ambos estéis a dieta al mismo tiempo. De esta manera, no te sentirás tentado a comer ciertos alimentos o a no hacer ejercicio. Hacerlo juntos como un equipo.

Asegúrate de llevar el almuerzo contigo todos los días al trabajo, de esta manera no te sentirás tentado a comprar algo que no sea saludable o que no te satisfaga. No te olvides de tener un plan de comidas para cada noche, para que cuando llegues a casa esté todo listo para cocinar, de esta manera no te sientas tentado a pedir una pizza u otro tipo de comida rápida.

Mantente fuerte mientras sigues una dieta baja en carbohidratos. Sigue recordándote cuáles son tus objetivos cuando empieces a pensar en helados, patatas fritas, galletas, etc... Había una razón por la que comenzaste esta dieta, tendrás mucha más energía después de comer sano al cabo de tres días. Trata de no pesarte todos los días. Pésate sólo una vez a la semana y escribe en un diario cada semana cuál es tu peso, para que puedas ver hasta dónde has llegado.